GUIDE DU MÉDECIN

AUX

EAUX THERMALES D'USSAT

PAR LE DOCTEUR BONNANS, INSPECTEUR ADJOINT DE CES BAINS.

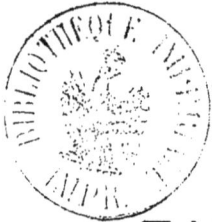

GUIDE DU MÉDECIN

AUX

EAUX THERMALES D'USSAT

PAR LE DOCTEUR BONNANS, INSPECTEUR ADJOINT DE CES BAINS,

1859

AVANT - PROPOS.

Vulgariser les qualités spéciales des bains d'Ussat par le simple récit des faits, tel est le rôle modeste que je me suis proposé dans cette notice. Je n'ai pas eu la prétention de l'élever à la hauteur d'un traité sur ces eaux minérales, mais d'énumérer simplement la série des états morbides qui peuvent y être guéris.

Malgré leur valeur incontestable, malgré le patronage des célébrités médicales du midi, les bains d'Ussat ne sont connus de la généralité des médecins que sur de vagues indications ; ils n'ont pas reçu le baptême de la mode, cette reine capricieuse qui sacrifie trop souvent l'utile à l'agréable.

Si les quelques pages que je leur consacre pouvaient fixer l'attention de mes confrères et mériter leur approbation, j'aurais atteint mon but : *Etre utile aux malades.*

GUIDE DU MÉDECIN

AUX

EAUX THERMALES D'USSAT

PAR LE DOCTEUR BONNANS,

Inspecteur adjoint de ces Bains.

La spécialité des sources minérales se déduit généralement d'une masse de faits identiques observés sans parti pris. Si on voulait conclure de quelques cas isolés, toutes les eaux rempliraient les mêmes indications et légitimeraient le scepticisme de quelques médecins sur leur valeur thérapeutique.

En hydrologie médicale les faits dominent la théorie : les faits se groupent, notre raison les juge et en déduit les règles d'une pratique spéciale.

La tradition des faits, mes rapports avec le dernier Inspecteur et ma longue pratique aux bains d'Ussat, m'ont fait apprécier les ressources de ces thermes et me permettent d'indiquer les différents états morbides qui peuvent y être traités. L'expérience seule a formulé mon opinion; c'est à ce critérium que s'est révélée l'action sédative des eaux d'Ussat ; c'est l'expérience qui a fait succéder aux premiers tâtonnements d'un empirisme inévitable une application plus judicieuse de ces eaux.

. Les bains d'Ussat portent leur action sur la plupart des phlegmasies chroniques ; cette action est des plus évidentes dans les phlogoses des organes abdominaux.

Elle est presque spéciale dans les maladies de l'utérus.

Ces eaux guérissent très souvent la généralité des maladies nerveuses.

L'atrophie, la contracture musculaire sont puissamment modifiées par elles.

La goutte est, par leur usage, rendue supportable aux malades.

Les eaux d'Ussat sourdent dans l'étroite vallée de la haute Ariége, au pied d'une roche de soulèvement. Un bouquet de verdure qui s'harmonise avec la sublimité sauvage des roches voisines renferme l'établissement balnéaire et semble protéger de son ombre de nombreux et riches hôtels.

La difficulté des voies de communication, l'imperfection des premiers thermes, ou mieux peut-être le défaut de publicité arrêtèrent longtemps l'essor de cet établissement ; mais aujourd'hui la vapeur a supprimé les distances, les nouveaux travaux de reconstruction et d'aménagement des eaux opérés à grands frais par l'administration de ce bel établissement ont placé Ussat au premier rang des stations thermales des Pyrénées, et une affluence toujours croissante de baigneurs vient attester la supériorité de ces eaux. Les malades y trouveront un air pur, un climat tempéré et les douces impressions d'une nature pittoresque.

Les eaux d'Ussat sont limpides, inodores, sans saveur et légèrement onctueuses au toucher. Leur température varie de 30 à 38 degrés centigrades. L'analyse les a classées parmi les eaux salines simples et a donné au professeur Filhol les résultats suivants :

(*Eau un litre.*)

Acide carbonique.	16 ᵍʳ 57
Azote...................... ..	20 38
Oxigène............	1 05
	38 00

Carbonate de chaux.............	0 ᵍʳ 6995
Id. de soude................	0 0381
Id. de magnésie.	traces.
Id. de fer...................	traces.
Sulfate de magnésie..............	0 1791
Id. de soude	0 0583
Id. de potasse	0 0200
Id. de chaux................ ...	0 1920
Chlorure de magnésium	0 0420
Matière organique et perte.........	0 0471
	1 2761

Il y a quelque analogie de composition entre les eaux d'Ussat et d'autres eaux minérales salines, sans qu'il y ait entr'elles analogie d'indication. Il est difficile de se rendre compte de leur mode d'action, et on ne peut affirmer que leur efficacité tient avant tout à leur constitution intime : le principe minéralisateur, la température ne rendent pas seuls compte des effets produits ; un agent inconnu se dérobe encore à nos investigations. Si quelquefois la composition chimique peut expliquer l'action modificatrice de certaines eaux, dans la grande majorité des cas, la science reste muette, constate le résultat et laisse l'explication dans le vaste champ des hypothèses : tout ce que l'expérience a révélé sur les eaux d'Ussat, c'est leur action sédative, leur puissance dans les phlegmasies chroniques et les désordres du système nerveux.

Les bains, les douches, la boisson, tels sont les trois modes d'administration des eaux d'Ussat ; on y joindra bientôt des bains de vapeur qui deviendront un agent très utile dans quelques cas spéciaux.

On ne peut établir des règles générales sur le choix de la température : s'il est admis que les températures les plus basses conviennent de préférence aux affections nerveuses , les moyennes aux phlegmasies chroniques , l'expérience , le meilleur guide du médecin des eaux , démontre à chaque instant l'inanité de ces règles. Consultez le tempérament, la constitution, l'idyosiucrasie des malades , et si l'habitude vous donne le tact nécessaire à la distribution du bain , vous n'en serez pas moins obligé d'en modifier souvent la température, de tater, pour ainsi dire , le malade avant d'arriver à ce qu'on peut appeler la tolérance des eaux.

La durée de l'immersion est à Ussat d'environ 45 minutes, si les exigences du service ne permettent pas de la prolonger; l'action sédative de l'eau permet de baigner deux fois le jour et de donner aux malades de trente à quarante bains.

Dès les premiers temps, les baigneurs éprouvent une sur-excitation légère, des fourmillements à la peau , parfois des traces érythémateuses, de l'insomnie, de l'inapétence, de la diarrhée, une légère exacerbation de l'état pathologique et presque toujours de la céphalalgie. Ces manifestations ne sont pas constantes et l'action sédative agit souvent dès les premiers jours. Le ralentissement du pouls a été signalé comme une preuve de l'action hyposthénisante du bain; cette diminution des pulsations n'est qu'un phénomène passager au moment de l'immersion dans les basses températures; généralement la circulation est activée. Un fait physiologique plus réel , c'est le retour prématuré de l'écoulement périodique.

Une modification dans l'état pathologique se manifeste ordinairement du 15e au 20e bain : les souffrances diminuent , les fonctions se régularisent, le malade avec plus d'énergie physique et morale arrive à la période de saturation qu'indiquent une grande propension au sommeil et une lassitude générale. Ce phénomène a lieu du 30ᵉ au 45ᵉ bain ; il indique une révolte de l'organisme et la nécessité de suspendre les eaux.

La série de ces diverses manifestations, sans être constante, prouve toujours à l'observateur que le premier acte des bains d'Ussat est une stimulation légère, comme s'ils voulaient réveiller l'organisme et le préparer aux bienfaits de la sédation. Cependant l'état morbide n'est pas toujours immédiatement modifié : les malades quittent la station thermale sans une grande amélioration apparente; mais quelques jours, un mois, deux mois plus tard, ils voient disparaître une affection qui avait longtemps résisté à la thérapeutique la plus rationnelle et la mieux dirigée.

Une seule saison peut guérir; plusieurs sont souvent nécessaires.

On doit seconder l'action des bains par quelques régles de simple hygiéne, dont l'oubli peut expliquer souvent l'insuccès de nos eaux : se couvrir convenablement à la sortie des cabinets; ne pas se baigner pour peu que le corps soit en sueur; éviter la fraîcheur des soirées au milieu des massifs toujours un peu humides; se nourrir avec sobriété; de l'exercice sans fatigue, des distractions agréables.

Comme il est utile d'associer quelquefois une certaine médication à l'usage des bains, les malades devront recourir souvent aux Conseils du médecin inspecteur. Plusieurs baigneurs se dirigent d'après les indications un peu hasardées de leur médecin ordinaire, parce qu'il leur répugne de se soumettre à la direction d'un autre médecin ; mais en admettant qu'on puisse de loin indiquer la température convenable, qui sera juge des modifications survenues pendant l'usage des eaux, si ce n'est l'Inspecteur ? Eviter les conseils de ce dernier, c'est un tort dont les conséquences peuvent être fâcheuses pour le malade.

Une erreur populaire a accrédité, dans tous les cas, l'inocuité des bains d'Ussat : on dit généralement *que si ces bains ne font pas du bien, ils ne peuvent faire du mal.* Le médecin doit s'élever contre ce préjugé vulgaire. L'homme de l'art n'ignore pas que ces eaux sont contr'indiquées dans certains états morbides, que des résultats expérimentaux frappent d'une espèce d'ostracisme. Comme tout agent thérapeutique, l'eau minérale peut avoir ses dangers, si on en a fait un emploi inopportun ou peu judicieux.

On peut diviser en trois groupes les affections nombreuses que ces bains modifient avantageusement : 1° les phlegmasies chroniques ; 2° les troubles des centres nerveux ; 3° les lésions de la vie de relation.

PHLEGMASIES CHRONIQUES.

Les phlegmasies chroniques des organes abdominaux composent près des deux cinquièmes des malades qui fréquentent Ussat, et l'action médicatrice de ces bains est incontestable dans ce genre d'affection. *La gastrite chronique*, si commune de nos jours, contre laquelle tout l'arsenal pharmaceutique et l'hygiène la plus sévère échouent souvent dans la pratique, est heureusement modifiée par les bains. Sous leur influence on a vu des malades, dans un état d'émaciation extrême, revenir, pour ainsi dire, à la vie, et quitter Ussat dans un état satisfaisant qui ne s'est pas démenti. L'action des bains est aussi marquée dans les cas les plus graves comme dans les plus légers. On a vu des malades digérant à peine quelques cueillerées de bouillon depuis plus de six mois, manger hardiment à la table d'hôte à la fin de leur saison thermale. Sans doute, cette efficacité n'est pas absolue : on peut constater des insuccès ; mais, en thèse générale, la majorité guérit, un grand nombre éprouve de l'amélioration, peu sont entièrement rebelles à l'influence des eaux.

L'embarras gastrique, *la dyspepsie*, *la constipation opiniâtre*, *l'état hémorroïdal* etc. etc, ne sont, le plus souvent, qu'une des formes de la gastrite. Caractérisées par des troubles divers, accompagnées rarement de mouvement fébrile, ces diverses affections laissent aux malades une apparence de santé et n'excluent pas un certain degré d'embonpoint. Dans quelques-uns de ces états morbides, il n'y a souvent qu'atonie et paresse des organes. Les bains à une température moyenne, l'emploi dans quelques occasions de légers laxatifs, des boissons gazeuses, l'eau de Seltz par exemple, modifient ces altérations fonctionnelles si par des écarts de régime, des boissons trop excitantes, l'abus de certains actes, les malades ne neutralisent pas eux-mêmes l'effet des bains.

A la suite de longues maladies, de fatigues excessives, d'émotions morales, d'un allaitement prolongé, d'excès en tout genre, l'organisme se trouve misérable sans qu'il y ait maladie définie ; cette débilité générale est puissamment améliorée par les eaux d'Ussat. Si l'influence de l'air, des lieux, de nouvelles habitudes, l'oubli momentané des tracas de la vie ordinaire peuvent réclamer leur bonne part de la guérison, l'agent modificateur par excellence n'en est pas moins dans l'eau minérale.

CYSTITE, CATARRHE VÉSICAL.

Dans la cystite l'action des bains est franche et rapide ; elle est plus lente dans le catarrhe de la vessie, et souvent deux saisons sont nécessaires pour la guérison. Mais si le catarrhe est lié à une production de graviers, à une altération des reins, cette action est plus que douteuse. J'ai bien observé une légère amélioration, mais jamais de guérison sur plus de vingt graveleux.

Phlegmasies des organes de la génération.

C'est dans les maladies de l'utérus que les eaux d'Ussat ont révélé toute leur puissance. Leur réputation est aujourd'hui incontestable et incontestée. Les faits qui se comptent par milliers et qui ont pour répondants les célébrités médicales du midi, cette faculté modificatrice, constatée déjà par les médecins de la capitale, le nombre toujours croissant de ces affections à Ussat, ne laissent aucun doute sur l'action spéciale de ces eaux minérales, excepté, toutefois, les cas d'une dégénérescence ou d'une altération profonde des organes générateurs; aussi les hommes de l'art doivent-ils s'assurer rigoureusement de la nature de la lésion avant d'envoyer leurs malades à Ussat. Dans ces sortes de maladies ou les moyens d'investigation sont toujours

2

pénibles et rarement désirés par les malades , une consultation claire et précise du médecin ordinaire sera toujours un guide très-utile pour les indications à remplir.

La *Vaginite chronique* compliquée de leucorrhée, qui n'est souvent qu'une subinflammation de la muqueuse, ouvre le cortége des affections utérines. Cette maladie est très-souvent liée à l'état général de l'organisme , à une constitution débilitée. Elle sera d'autant mieux modifiée par les bains d'Ussat qu'on y joindra l'usage des douches thermales froides, des injections alumineuses et des modificateurs généraux de l'économie , l'eau ferrugineuse surtout. On pourrait objecter que la guérison est due alors à l'usage de ces divers moyens indépendamment des bains et des douches à basse température , mais comme ils avaient échoué jusque là et que leur association à ces derniers a amené la guérison, on doit bien , ce me semble, leur en attribuer une large part.

C'est dans la *métrite chronique*, avec ou sans engorgement du col et de l'organe lui-même, accompagnée souvent de prolapsus, de déviations, de granulations ou d'ulcération du col , que les eaux d'Ussat ont une incontestable efficacité. Les faits sont tellement évidents que des observations n'ajouteraient rien à leur valeur. Je dirai seulement que des prolapsus très prononcés liés à l'inflammation chronique de cet organe et douloureusement contenus par des moyens mécaniques, ont complètement disparu dans une seule saison.

La métrite succède bien souvent à des accouchements laborieux, et s'accompagne de graves désordres fonctionnels dont les principaux sont , tantôt une menstruation tellement abondante qu'elle constitue presque une véritable métrorrhagie, tantôt le retour irrégulier du flux menstruel, ou même sa suppression. Cet état morbide s'il n'exclut pas la possibilité, de la grossesse , amène des fausses couches fréquentes , dont la *congestion* de l'utérus semble être la principale cause. Les bains calment cet état morbide, détruisent la phlegmasie, régularisent les fonctions et des

grossesses heureuses ont lieu après leur usage. Les règles sup-
primées depuis un temps plus ou moins long ont reparu sous leur
influence; des menstruations difficiles, douloureuses, accompagnées d'accidents hystériques rentrent dans l'état normal.

Un état de grossesse ne contr'indique pas l'usage des bains;
ces derniers ont toujours une influence heureuse sur les désordres nerveux si variés qui accompagnent les premiers temps de
la gestation.

Dans la disménorrhée, il y a avantage de baigner les malades
pendant la sécrétion menstruelle: les douleurs se calment, les règles coulent plus librement Bien plus dans les cas ordinaires, il
est inutile de suspendre les bains à moins d'une contr'indication
manifeste dont le médecin est le seul juge.

Quelques personnes, et il faut bien le dire, des médecins ont
partagé l'opinion que les bains d'Ussat pouvaient guérir de la
stérilité. Sans doute si la stérilité dépend d'un état morbide, la
métrite, la congestion, le catarrhe utérin, une menstruation irrégulière, les bains en détruisant la cause, en régularisant la
fonction peuvent faire disparaître la stérilité, et, sous ce rapport
les faits sont assez nombreux pour expliquer cette réputation de
génésie faite aux bains d'Ussat.

Rarement une seule saison guérit le *Catarrhe utérin*; de toutes
les affections de l'utérus, elle est la plus rebelle à nos eaux. L'é-
tat phlegmasique est amélioré, la douleur a disparu et l'écoulement persiste, il disparaît quelquefois pourtant, mais quelques saisons successives en triomphent généralement. On a re-
marqué que ce flux utérin était le plus grand obstacle à la fécon-
dation.

Les *tumeurs de l'ovaire* se présentent souvent à Ussat liés à des
lésions de l'utérus. Il est toujours difficile de déterminer la nature de ces tumeurs quand elles n'ont pas acquis un volume considérable. Mais du reste, l'action des bains n'est pas bien démon-
trée dans ce genre d'altérations. Une tumeur de l'ovaire droit, du
volume d'une orange, douloureuse au palper, liée à une phleg-

masie de l'utérus disparut en partie après une première saison, mais elle était encore manifeste à la fin de la seconde. L'utérus était rentré dans son état normal.

C'est ordinairement à une température de 32 à 33 centigrades qu'on doit baigner les affections utérines. C'est dans ces maladies que les eaux d'Ussat en douches trouvent leur utilité. Je n'ai jamais hésité de les porter sur le col de l'utérus, sur les flancs, les aînes, ou l'hipogastre suivant les indications; variant la forme de la douche : *Jet, nappe, arrosoir*, la force de projection, la température, suivant la nature de l'affection à modifier et la susceptibilité de la malade. Je n'ai jamais donné au delà de 12 douches et leur durée a varié entre dix et quinze minutes. Quelques médecins ont craint un peu trop l'activité d'action de cette forme de bain ; on n'en retirera que de grands avantages si on en fait un emploi judicieux.

Je n'ai pas tout dit encore sur les maladies de l'utérus: il est le siège bien souvent de graves désordres nerveux dont je parlerai en traitant des névroses en général.

La Spermatorrhée qui se guérit très bien par les températures basses d'Ussat, exige surtout les douches froides au périné. Si à cette double action, on joint l'usage du camphre et de la belladone, on trouvera peu de cas rebelles. Dans la dernière saison j'ai traité quatre personnes affligées de spermatorrhée, elles guérirent sous l'influence de ces moyens combinés.

J'ai traité par les bains froids et les douches sur l'anus deux cas de *chute du rectum*. La maladie était ancienne, l'un de ces malades était un russe qui vint en France pour subir une opération. Il lui fut conseillé d'aller préalablement aux bains d'Ussat. Depuis longtemps un bandage mécanique contenait le rectum et rendait seul la marche possible. Les deux malades guérirent rapidement et je n'attribue la guérison qu'à l'action de la douche sur le sphincter. Ces deux faits tout isolés qu'ils soient, ne sont pas, ce me semble, dépourvus de toute valeur.

MALADIES NERVEUSES.

Les troubles des centres nerveux si divers de physionomie, de

siège et de symptômes, véritables protées se jouant de nos inves-
gations comme de notre thérapeutique, dont le diagnostic est
souvent difficile et l'issue quelquefois trompeuse, trouvent dans
l'action sédative des bains d'Ussat un puissant modificateur.

Mais si le nombre des malades atteste l'efficacité de ces eaux,
l'action de ces dernières est aussi variable que ces maladies elles-
mêmes; elle est nulle quelquefois, surprenante souvent par sa rapidité, mais bienfaisante dans la grosse majorité des cas.

Je diviserai, pour le besoin de l'exposition, les maladies nerveuses en quatre groupes principaux: 1° les névroses générales
sans siège bien déterminé; 2° les névroses de la vie organique et
des sens; 3° les névralgies ou maladie des nerfs proprement dits;
4° les lésions de la motilité, des centres encéphalorachidiens et
quelques névroses de la peau.

PREMIER GROUPE — NÉVROSES GÉNÉRALES.

On est nerveux sans être malade, c'est une affaire de tempérament, de constitution. Mais les personnes ainsi douées, que
la plus légère émotion sur-excite, sont malheureuses par cet excès
même d'impressionabilité. S'il ne leur est pas toujours facile d'éviter les causes qui électrisent, trop souvent, leur fibre nerveuse; si
par le genre de vie et des habitudes on ne peut modérer cette
sensibilité extrême qui est plus particulièrement l'apanage des
femmes, on trouvera, dans l'usage annuel des bains d'Ussat, un
agréable correctif.

Il est une affection plus réelle, la plus commune des névroses,
sans siège déterminé, difficile à caractériser et qui se traduit sous
cent formes diverses. La souffrance marche souvent à côté de la
régularité des fonctions. C'est un malaise général et indéfinissa-
ble, une prostration ou une exaltation de tout l'organisme, des
digestions régulières sans appétit, un sommeil torpide ou des in-
somnies rebelles, des céphalalgies opiniâtres. Le moindre travail
intellectuel fatigue, les idées sont confuses, la mémoire fait quelquefois défaut. Des vertiges, des tintements, des bourdonne-

ments de l'ouïe fatiguent les malades. Quelques uns ont la perception tellement exaltée qu'ils *entendent* les battements de leurs
artères temporales ; d'autres dans les mouvements qu'ils impri-
ment à leur tête croient sentir le *ballotement* de leur cerveau, à
peu d'exceptions près, de tels malades, quoique robustes et bien
constitués sont pâles et un peu maigres.

Tout ce cortége de symptômes n'attriste pas heureusement le
même individu ; chaque malade apporte son contingent ; je ne
fais que réunir en faisceau les diverses sensations avouées par
chacun d'eux.

L'intégrité assez constante des fonctions de la vie organique et
de la vie de relation fait que le vulgaire ne voit, dans cet ensem-
ble de phénomènes, que des maladies imaginaires ; le médecin
au contraire y voit une véritable entité nerveuse.

Les travaux de cabinet, des affections morales, des fatigues
physiques excessives, un genre de vie particulier à certaines
positions sociales, une vie trop sédentaire, sont les causes les
plus apparentes de ces troubles nerveux. On peut ajouter une
cause plus rare quoique bien réelle, de *grandes perturbations épi-
démiques* : après le choléra de 1854, plusieurs personnes atta-
quées de la suette éprouvèrent longtemps cet espèce d'ébranle-
ment nerveux. Enfin l'effet de la foudre le produit aussi, j'en
ai eu un exemple frappant.

Cette névrose n'est ni l'hystérie, ni l'hypochondrie. L'hystérie
a quelque chose de spécial, est particulière à la femme et son
point de départ est souvent manifeste. Dans l'hypochondrie le malade est en proie à une préoccupation constante sur sa vie ; il
s'exagère la moindre sensation et s'attribue successivement
toutes les maladies qui affligent notre pauvre humanité. Il est
bien rare, d'ailleurs, de ne pas constater dans cette affection
quelques lésions des viscères abdominaux. Mais ce qui rappro-
che la névrose que je décris de l'hypochondrie, c'est que dans
les deux cas les malades ne tarissent pas sur le récit de leurs
souffrances, ils croient n'avoir jamais assez renseigné leur mé-

decin; recommencent toujours leur long chapelet, et finissent par rendre leur auditeur aussi malade qu'eux mêmes.

On épuise en vain dans ces deux affections tout l'arsenal des antispamodiques; le malade ne peut se persuader que des occupations manuelles, des distractions, de l'exercice, une nourriture saine et abondante leur serait d'une utilité plus réelle dans la plupart des cas.

Les bains d'Ussat ont des effets surprenants sur cet érétisme nerveux; l'immense majorité des malades y trouve la fin ou une atténuation extrême du malaise qui les tourmente. Ce n'est ni le voyage, ni le changement d'air et d'habitudes, dont je ne veux pas nier l'influence, qui rendent raison de ces heureuses modifications; ils sont seulement de précieux auxiliaires de l'action thermale. Les plus basses températures conviennent généralement dans ces deux genres de névroses. Une immersion prolongée est toujours salutaire. La promenade, les courses, les visites aux localités voisines seront le complément des bains.

L'Hystérie : Cette névrose, je l'ai déjà dit, est particulière à la femme et presque dans tous les cas on peut admettre la participation de l'utérus, il est inutile de décrire les manifestations de cet état si connu, mais souvent il acquiert une gravité extrême par les désordres sympathiques de l'intelligence et dégénère en une véritable *manie hystérique* : les malades en proie à une grande tristesse parlent peu, recherchent l'isolement et l'immobilité; leur regard est froid et atone; leur parole brusque et saccadée; elles sont dominées quelquefois par des idées religieuses, par l'idée de malheurs à venir et par un penchant au suicide. Presque toujours la grossesse, une menstruation irrégulière ou supprimée, la ménopause sont les causes les plus évidentes de cette maladie dont les bains d'Ussat ont toujours triomphé. On n'a pas trouvé un seul cas rebelle, mais de rares récidives qu'une seconde saison a définitivement jugées.

Les bains froids, les douches comme agents perturbateurs promenées sur diverses parties du corps, voilà l'indication. Il est nécessaire encore de violenter un peu les malades pour les forcer de vivre de la vie commune et les enlever à la solitude qu'elles recherchent avec obstination.

2e GROUPE : NEVROSES DE LA VIE ORGANIQUE.

L'Asthme : S'il est essentiel, s'il n'est pas lié à des lésions graves des poumons ou du cœur, est avantageusement modifié par les bains d'Ussat. L'usage annuel des bains éloigne et affaiblit les accès ; sous leur influence la dyspnée diminue et les malades peuvent se livrer à leurs occupations ordinaires sans redouter cette gêne étouffante qui les tourmentait d'habitude. Le coucher horizontal leur devient possible ; mais, je le répète, ce n'est qu'à la condition de continuer le remède, et, je le répète aussi, la moindre lésion matérielle est une contr'indication manifeste.

La gastralgie, l'entéralgie, les coliques ou crampes d'estomac, les vomissements nerveux, les flatuosités, la cardialgie, les palpitations, les douleurs nerveuses des reins, de la vessie et de l'utérus, de la plupart des autres organes abdominaux cèdent généralement à l'usage des bains pris à une température moyenne.

Névrose des sens. Dans cette classe de névroses les observations sont trop peu nombreuses pour en déduire des données thérapeutiques ; aussi ne ferai-je que mentionner les quelques faits observés et indiquer les résultats obtenus par les bains. J'ai traité à Ussat conjointement avec le docteur Vergé, deux cas d'*aphonie* datant de plus de six mois sans lésion manifeste du larynx Les bains et la douche sur les parties latérales du cou guérirent les malades. Deux *amauroses au début* ont été l'une complètement guérie, l'autre très améliorée. Sur une douzaine de *surdités* complètes observées dans une période de 20 ans, il y a eu quatre guérisons ; j'en donne une observation remarquable à la fin de cet écrit. Un certain degré *d'affaiblissement de l'ouïe, des bruissements, des bourdonnements* ont cédé à l'action des bains avec une merveilleuse rapidité.

3ᵉ GROUPE. LA NÉVRALGIE.

Le siége de cette lésion si douloureuse et si persistante influe d'autant plus sur l'efficacité des bains qu'il permet leur action directe : aussi les névralgies du tronc, des membres, du scrotum et des cordons testiculaires seront plus heureusement modifiées que les névralgies de la face, du front et du cuir chevelu. Il faut pour le traitement de ces maladies la double influence du bain et de la douche à une température assez élevée. Je suis ici en désaccord avec l'opinion de quelques confrères qui préconisent des températures moyennes. J'ai prouvé par des faits au regrettable docteur Vergé, imbu de vieilles traditions, qu'il faut dans les névralgies d'ancienne date, dans la sciatique surtout, une température élevée. Pourquoi les eaux sulfureuses dont l'action est si stimulante, la température si élevée guérissent-elles souvent la sciatique ? Ne lui a-t-on pas opposé des bains de vapeurs à 55 degrés centigrades ?

L'efficacité de nos bains est loin d'être absolue dans les névralgies des gros troncs nerveux : les succès et les revers se partagent, mais il y a toujours amélioration.

4ᵉ GROUPE. LÉSIONS DE LA MOTILITÉ, DES CENTRES ENCE-PHALORACHIDIENS, NEVROSES DE LA PEAU.

Chorée. On peut formuler ainsi le résultat obtenu par les eaux d'Ussat dans cette maladie : un tiers de guérisons, un tiers d'améliorations, un tiers de rebelles à leur influence. La guérison est quelquefois d'une rapidité extraordinaire.

Les maladies convulsives, les tremblements musculaires, le hoquet y sont traités avec des succès divers. Quelques représentants de ces affections se montrent annuellement à Ussat. Ces eaux conviennent parfaitement dans les convalescences du *delirium tremens.*

Les températures froides sont indiquées de préférence dans ce groupe de maladies.

L'Epilepsie. Dans une longue période d'années nous avons étudié, le docteur Vergé et moi, l'action de nos bains sur une

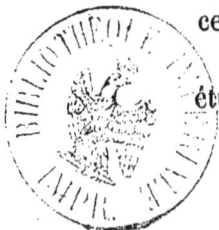

vingtaine d'épileptiques ; cette action a constamment été nulle. Une jeune fille seule guérit par le retour des menstrues que provoquèrent les eaux. Mais aussi la suppression était l'unique cause des accidents.

Vertiges, éblouissements. Le vertige est l'effet d'une congestion du cerveau aussi fugace que la cause qui l'a produit. Des personnes avec les apparences de la meilleure santé sont prises tout-à-coup de vertiges, d'éblouissements, de bruits dans les oreilles particulièrement pendant la marche ou la station debout. On les voit s'arrêter brusquement au milieu de la conversation, s'appuyer quelquefois contre le premier objet à leur portée, perdre pour quelques secondes la perception *du moi* et cet état se dissiper avec la promptitude de l'éclair. Le retour de ces phénomènes est quelquefois assez fréquent pour inquiéter les malades. Evidemment la congestion qui se traduit par ces symtômes n'est que l'effet d'un acte nerveux instantané; les succès constants des bains d'Ussat dans ces désordres de l'encéphale le prouvent surabondamment.

De la paralysie. Si la paralysie est de nature traumatique et bornée à une petite étendue, si elle est liée à la suppression d'une secrétion nécessaire; si elle est localisée et indépendante d'une lésion encéphalique, les eaux d'Ussat y remédieront. Le docteur Vergé a constaté une paralysie de la vessie après une chûte sur le sacrum et l'heureuse influence des bains. J'ai observé, de concert avec lui, deux femmes qui, par la suppression brusque des lochies, eurent les membres inférieurs complètement paralysés. Chez un malade une paralysie du bras avait pour cause une chûte sur l'épaule. Un autre fut pris d'une demi-paralysie des membres inférieurs pour s'être courbé violemment en arrière afin d'empêcher la chûte d'un faix qu'il portait sur la tête. Tous ces malades et une foule d'autres analogues sont guéris parfaitement par l'usage des bains. De deux malades affectés de paralysie d'un côté de la face, l'un fut rapidement guéri par les douches, l'autre n'éprouva que de l'amélioration; mais des vésicatoires volants au devant de l'oreille achevèrent la guérison.

Nevroses de la peau. J'ai observé dans ma pratique à Ussat quelques névroses partielles de la peau caractérisées par l'abolition ou l'exaltation de la sensibilité, par la perte de la chaleur, d'autres fois par des sueurs abondantes et tout à fait localisées ; un malade avait constamment un seul côté de la face en sueur; un autre suait dans une étendue de dix centimètres en carré au dessous de l'omoplate gauche ; un malade avait toute sensibilité abolie dans la partie antérieure de la cuisse. Un jeune homme éprouvait depuis deux ans une sensation de froid intense sur tout le cuir chevelu. D'autres malades avaient la plante des pieds tellement sensible que la marche était pénible et souvent douloureuse; enfin un jeune enfant ne pouvait souffrir sans crier le moindre attouchement sur la partie antérieure de l'avant bras. Les bains ont presque toujours triomphé de ces sortes de nevroses mais avec plus de difficulté quand la sensibilité était abolie.

Lésions de l'appareil de relation; rhumatisme nerveux, contractions permanentes des muscles, crampes et goutte.

Le muscle peut être frappé dans sa sensibilité et dans sa contractilité par diverses causes et sous diverses influences. Par le froid et l'humidité il contractera une irritation spéciale *le Rhumatisme* dont le *lombago*, le *torticolis* seront le plus ordinairement l'expression. Dans ces lésions passées à l'état chronique, les eaux sulfureuses sont plus spécialement indiquées.

Le muscle peut être frappé dans sa sensibilité seulement et alors la lésion se localise dans ses rameaux nerveux : c'est la douleur, la névrose toujours vive, quelquefois fugace, d'autres fois permanente. Cet état réclame les bains d'Ussat, *c'est le rhumatisme nerveux.*

Le muscle, sous l'impression du froid, de l'humidité, de la fatigue, d'émanations minérales toxiques peut s'irriter isolement, ou l'irritation envahir un certain nombre de ces agents du mouvement. L'inflammation est franche, n'a pas le cachet spécial du rhumatisme, mais l'état aigu est peu apparent; sa marche lente et chronique exerce peu à peu ses ravages : les fibres musculaires s'étiolent, s'atrophient, se contractent, les membres se fléchissent, le mouvement se perd, on est perclus. Ce fâcheux état peut se borner à une partie d'un membre, à tout un membre, à tous les quatre. Il n'y a pas paralysie, car la sensibilité persiste; le mouvement presque aboli est pourtant perceptible, *le muscle vit.* On peut exister de longues années dans cette position quand les fonctions de la vie organique ont conservé leur intégrité.

Cet état est pour moi le résultat d'une phlegmasie musculaire, et c'est ce qui m'explique l'action si puissante des eaux d'Ussat. Ces eaux revendiquent, en effet, une foule de cures qui tiennent du merveilleux dans ces graves altérations musculaires.

Les inspecteurs Pilhes, Guerguy, Vergé en ont enregistré un grand nombre; quelques faits me sont personnels.

Des malades littéralement perclus de tous leurs membres, d'autres qui l'étaient à un moindre degré ont été radicalement guéris et quelquefois dans une seule saison. Les annales d'Ussat signaleront longtemps le fait d'une jeune personne privée de mouvement depuis plusieurs années. Ses membres amaigris, atrophiés étaient fléchis sur eux-mêmes. Après une trentaine de bains elle marcha. Cette guérison eût du retentissement et on en consacra le souvenir par un *ex voto* pieux dans la chapelle de Sabart.

Crampes musculaires : Ces contractions si douloureuses, toujours passagères, mais dont la fréquence, inquiète, à bon droit, les malades, sont mieux guéris par les bains d'Ussat que par les armures magnétiques qu'on leur oppose d'ordinaire.

De la Goutte. La goutte a été souvent confondue avec le rhumatisme articulaire, et pour quelques médecins ce n'est qu'une des formes de cette dernière maladie. Cependant la goutte affecte plus particulièrement une certaine classe de la société; le rhumatisme articulaire de préférence la classe des travailleurs. Le rhumatisme articulaire guérit à l'état aigu par les saignées et les antiphlogistiques, à l'état chronique par les eaux sulfureuses et la goutte ne guérit pas ; elle est le plus souvent exaspérée par ces dernières eaux. Je n'ai jamais trouvé la goutte chez l'agriculteur, mais je l'ai trouvée quatre fois chez les forgeurs, classe d'ouvriers qui se nourrit presque exclusivement de viande. Dans ma pratique à la campagne où le rhumatisme articulaire est si commun, je n'ai trouvé que six goutteux : quatre chez des ouvriers forgeurs, comme je l'ai déjà dit, et les deux autres chez des personnes vivant dans l'aisance.

Les eaux d'Ussat m'ont souvent servi de pierre de touche dans quelques cas douteux ; le rhumatisme articulaire y reprenait vite son acuité et je le renvoyais se guérir à Ax; la goutte, au contraire, s'amendait avec rapidité. J'ai fait conduire à Ussat des goutteux qui étaient à peine à la fin de violentes attaques; il suffisait de quelques bains pour dégonfler les articulations, calmer les douleurs, et permettre aux malades de marcher.

Les bains d'Ussat ne guérissent pas cette affection, mais améliorent l'état des malades; et par un usage annuel rendent leur position très supportable. Indépendamment des faits de ma clientèle, j'ai observé un grand nombre de goutteux à Ussat, tous se sont retirés très satisfaits du résultat des bains. Sans doute ces eaux peu alcalines, relativement à d'autres stations thermales, n'auront pas, comme ces dernières une action manifeste sur la diathèse urique. Mais d'un autre côté on n'aura pas à redouter les inconvénients de la saturation qu'on a trop souvent constatée à Vichy.

Si les eaux d'Ussat sont impuissantes contre la diathèse goutteuse, et cette action est bien douteuse même pour les eaux que la vogue a consacrées, elles s'adresseront à l'élément inflammatoire, à la coïncidence nerveuse, et si on n'a pas des guérisons éclatantes, on n'aura jamais des revers à signaler.

Il sera bientôt possible d'associer à l'action des bains une douce diaphorèse par la vapeur des galeries à 45 degrés centigrades. Sous l'action des bains, à Ussat, comme dans d'autres thermes, on peut signaler des recrudescences légères, une sorte d'évolution successive sur chaque articulation primitivement affectée; mais ces symptômes sont toujours très fugaces, et l'effet sédatif n'en est pas moins satisfaisant. Qu'on n'hésite pas d'envoyer les goûteux à Ussat; ils y trouveront une guérison relative, c'est-à-dire un grand soulagement à l'acuité de leurs douleurs. Deux officiers de marine et un officier supérieur de l'armée de terre, tous trois affligés de la goutte, se sont baignés à Ussat pendant le cours de la saison dernière, et ont quitté les bains très satisfaits des résultats obtenus.

J'ajouterai en terminant cette notice qu'Ussat se trouve placé à quelques kilomètres seulement des eaux sulfureuses d'Ax. Cette faculté si précieuse de pouvoir remplir deux indications à la fois est réalisée par la réunion de ces deux thermes. On peut avec une dermatose avoir une irritation du tube digestif; une affection scrofuleuse et une nevrose; un état anémique de l'organisme avec une lésion de l'utérus. Aux bains d'Ax la première indication, aux eaux d'Ussat la seconde. L'excitation trop énergique et inévitable des eaux sulfureuses trouvera son correctif à côté d'elles, puisqu'il suffira aux malades de s'arrêter quelques jours à Ussat. Indépendamment de l'eau sulfureuse, on trouve encore à quelques pas d'Ussat la source ferrugineuse de *Ste-Quitterie,* agent naturel si puissant dans quelques états de l'économie. Il est souvent utile d'associer le fer à l'usage de nos bains; et une eau ferrugineuse, d'autant plus assimilable qu'elle est naturelle, est un heureux complément des bains d'Ussat. A ces derniers la sédation par excellence, et à côté d'eux les médications sulfureuses et ferrugineuses.

Je ne sais si j'aurais atteint le but de faire comprendre à mes confrères l'immense utilité des bains d'Ussat, si un simple récit dépourvu d'art et d'artifice aura jeté la conviction dans leur esprit. J'affirme que les faits seuls ont parlé; s'ils ne l'ont pas fait avec une éloquence persuasive, c'est uniquement la faute de leur traducteur.

FIN.

OBSERVATIONS

1re OBSERVATION. — *Vomissements nerveux.*

Madame M...., âgée de 40 ans, fortement constituée, teint coloré, *de l'embonpoint*, était en proie depuis deux ans à des vomissements réguliers, après l'ingestion du moindre aliment solide : une simple purée, le plus léger potage étaient rejetés presque immédiatement, il n'y avait tolérance que pour le simple bouillon qui constituait, pour ainsi dire, le régime exclusif de la malade. Ces vomissements se répétaient trois et quatre fois le jour, et rien dans leur nature, ni dans l'état général de la santé, ni le palper épigastrique ne pouvait faire soupçonner une lésion organique de l'estomac. Aucun mouvement fébrile.

Depuis deux ans les traitements les plus divers avaient échoué.

Quarante bains à basse température, des douches sur l'épigastre comme moyen perturbateur, guérirent la malade. Les vomissements cessèrent après le 25e bain et la 6e douche.

2e OBSERVATION. — *Vomissements nerveux.*

M...., 53 ans, du Lot-et-Garonne, vomit tous les jours depuis *trois ans*. Amaigrissement de squelette, teint jaune et terreux, léger mouvement fébrile, urines claires et abondantes *sans sucre;* sentiment de brûlure à l'estomac; constipation opiniâtre, affaissement moral, aucun caractère d'une lésion organique d'abord soupçonnée.

Au 20e bain les vomissements cessent; après le 35e, départ du malade avec toutes les apparences d'une bonne guérison, mangeant bien, digérant mieux, ayant des selles réglées, le teint éclairci et un léger commencement d'embonpoint.

3e OBSERVATION. — *Gastrite chronique.*

M. E. A...., de l'Aude, 35 ans, tempérament sanguin, forte constitution, fut pris, à la suite de plusieurs excès de table, d'une gastrite aigue, d'une violence extrême, qui exigea un traitement énergique et une longue diète. A l'état aigu succéda un état chronique alarmant ; le malade, presque sans fièvre, ne digérait presque plus, et il ne se nourrissait que de quelques cueillerées de bouillon et d'un peu de gélatine. Cet état durait depuis huit mois quand il fut envoyé à Ussat. L'amaigrissement était considérable.

Dès le 10e bain, à une température moyenne, les fonctions digestives furent modifiées ; au 30e le malade mangeait de bon appétit et pouvait prendre ses repas à la table commune Sa guérison ne s'est pas démentie.

4e OBSERVATION. — *Nevrose de l'estomac.*

Mademoiselle B...., 18 ans, constitution délicate, impressionable comme une sensitive, éprouve depuis deux ans une affection nerveuse de l'estomac, se traduisant par des coliques atroces, des vomissements plusieurs fois répétés de matières limpides et filantes, et se jugeant par une éruption scarlatineuse qui apparaît sur le haut de la poitrine et du cou. Ces crampes apparaissent avec une certaine régularité presque tous les mois ; durent un jour ou deux, avec des rémissions de 3 à 4 heures entre chaque accès. Un abattement extrême succède à chaque crise.

Menstruation régulière, pouls normal, pâleur habituelle.

Une vie douce et calme, un régime hygiénique excellent, une sollicitude continuelle, un traitement antispasmodique régulier n'avaient pu enrayer cette affection.

Il est bon d'observer que les désordres nerveux de l'estomac ont coïncidé avec la disparution complète d'une migraine qui fatiguait la malade depuis plusieurs années.

Mademoiselle B.... arrive à Ussat dans le mois de juillet, et, dès son arrivée je fus témoin d'une crise violente qui dura 24 heures. Les crampes étaient terribles, les vomissements incessants, la malade se tordait dans son lit, sa figure était anxieuse, elle rendait à chaque instant des flots d'une urine claire et limpide. Les narcotiques seuls, à dose assez élevée, purent calmer ces désordres. Je m'aperçus le lendemain d'une rougeur uniforme qui couvrait tout le haut de la poitrine et la partie antérieure du cou, et je crus à une éruption de scarlatine dont les symptômes précédents n'auraient été que le prodrome, mais la mère de la jeune personne m'assura que cette rougeur apparaissait constamment à la fin de chaque crise.

Trente bains à basse température furent pris sans nouveaux accidents, mais la malade très fatiguée fut se reposer quelque temps chez elle, où elle éprouva une crise légère et de courte durée. Elle revint à Ussat en septembre, prit encore 20 bains, des douches perturbatrices sur l'épigastre. Depuis lors la guérison ne s'est pas démentie.

5e OBSERVATION — *Prolapsus uterin.*

Madame...., de la Haute-Garonne, âgée de 42 ans, d'une forte constitution, est affectée, depuis trois ans, d'un prolapsus utérin qu'on soutient par un pessaire cylindrique. Le col de l'utérus est phlogosé, largement ouvert et laisse découler un liquide muqueux très abondant. Sentiment de pesanteur à l'hypogastre, douleurs vives au sacrum, qui disparaissent dans la position horizontale, marche pénible, menstruation difficile mais régulière.

Dès le 15e bain, à une température très basse, la malade put enlever le pessaire et se rendre à pied aux bains, d'un hôtel assez éloigné. Au 40e bain tous les désordres avaient disparu ; on ne constatait qu'un très léger abaissement qui ne constituait plus un état morbide. La malade marchait librement et ne ressentait aucune douleur.

6e OBSERVATION. — *Prolapsus uterin.*

Madame M.... de l'Ariége, fit une fausse couche à sept mois. L'enfant vint par les fesses. Depuis cette époque, metrite, flux muqueux, prolapsus uterin, dysménorrhée, douleurs lombaires, amaigrissement, anémie; la malade ne se trouve bien que dans la position horizontale.

Le seigle ergoté associé au fer, des bains de siége froids, des injections alumineuses, un régime tonique modifièrent un peu l'état général; le prolapsus et le flux catarrhal persistèrent.

Cette malade fut envoyée à Ussat. Quarante bains à basse température amenèrent une amélioration rapide, tout l'organisme se releva, l'embonpoint revint, le prolapsus disparut, mais l'affection catarrhale de l'utérus persista. Une seconde saison fit disparaître ce dernier symptôme; depuis la guérison s'est maintenue.

7ᵉ OBSERVATION. — *Manie hystérique.*

Madame.... de Toulouse, est envoyée à Ussat dans l'état suivant : perversion du sentiment; indifférence complète pour les soins affectueux de son mari et de sa mère; oubli de ses enfants qu'elle aimait avec passion; préoccupation constante, tristesse habituelle, répondant à peine aux interrogations, son regard est morne et froid; il faut lui faire violence pour la forcer à s'habiller, à manger, à aller au bain; elle a manifesté à plusieurs reprises des idées de suicide. Cet état dure depuis près de six mois et paraît être sous la dépendance de troubles fonctionnels de l'utérus.

Après une quarantaine de bains à basse température, de douches abondantes qu'on dirige rapidement sur diverses parties du corps pour opérer une espèce de surprise, la malade quitte Ussat sans modification apparente.

Quelques jours après sa rentrée à Toulouse, brusquement, sans transition, elle se trouve guérie, reprend sa gaîté, renaît aux affections de famille, et tout le temps de sa maladie semble ne pas avoir existé pour elle.

8ᵉ OBSERVATION. — *Manie hystérique.*

Madame...., de Rhodez. *Ménopause.* Cette malade est en

proie à une mélancolie douce, elle pleure souvent, se croit damnée, ne parle que de l'enfer, recherche la solitude et voudrait la fuir, car elle a la perception de son état, elle le raisonne, avoue que tout ce qu'elle ressent n'est que des rêves de son imagination troublée, mais *que cela ne dépend pas d'elle*. Son état bien plus grave en 1857, céda complètement à l'action des bains, depuis deux mois seulement il y a eu récidive.

Trente bains à basse température ont suffi pour ramener le calme dans son esprit; au moment où j'écris, la guérison persiste.

9e OBSERVATION. — *Manie hystérique.*

Madame...., de l'Ariége, 35 ans, mère de famille, toutes les apparences d'une bonne santé physique *Suppression menstruelle depuis huit mois*. Depuis cette époque, désordres graves de l'intelligence; plus de souci des affections de famille, mais se laissant faire comme un enfant. Elle est toujours dans les églises, malgré la défense de son directeur : méconnaît ses enfants et les néglige; se croit damnée.

A Ussat, elle ne veut pas quitter son lit; air sombre et hagard, taciturnité.

Au vingtième bain les règles apparaissent, au trentième bain elle est revenue à la vie ordinaire; elle quitte Ussat après le 35e parfaitement guérie.

10e OBSERVATION. — *Manie hystérique.*

Madame...., de l'Ariége, 28 ans, enceinte de trois mois. Depuis deux mois cette malade reste constamment assise, les mains posées sur ses cuisses, étrangère en apparence à tout ce qui se passe autour d'elle; elle soupire constamment, ne parle que si on l'interroge, se dit damnée, et on a toutes les peines possibles pour lui faire prendre des aliments. Je la fis conduire aux bains d'Ussat, et trente bains suffirent pour la guérir complètement. J'ai revu cette femme plusieurs fois, ses couches ont été heureuses; sa santé physique et intellectuelle est parfaite.

11ᵉ OBSERVATION. — *Chorée.*

Mademoiselle R...., âgée de 10 ans, est affectée depuis deux ans de mouvements convulsifs généraux, qui ont résisté au traitement ordinaire de la chorée. Cette enfant est envoyée à Ussat. Dès le 5ᵉ bain amélioration considérable, au 20ᵉ bain guérison complète. Cette enfant prend 30 bains.

Je ne cite cette observation qu'à cause de la rapidité de la guérison, dans les cas ordinaires l'amélioration est plus lente et ne se manifeste quelquefois que longtemps après les bains.

12ᵉ OBSERVATION — *Chorée.*

Mademoiselle R...., de l'Ariége, 8 ans. Cette enfant est affectée de chorée depuis plus d'un an ; aucun traitement n'a réussi. Au mois de juillet cette jeune malade vient prendre 20 bains à Ussat, et se retire avec une très légère amélioration. Elle revient dans le mois de septembre, prend encore 15 bains ; l'amélioration a fait des progrès.

J'ai revu deux mois après cette enfant parfaitement guérie; au moment où j'écris ces lignes il n'y pas eu la moindre récidive.

13ᵉ OBSERVATION. — *Convulsions musculaires.*

M. L...., de Paris, est en proie depuis cinq ans à des convulsions musculaires incessantes. Ce ne sont pas les mouvements saccadés de la chorée; les muscles du tronc et du cou sont seuls affectés ; la tête s'agite dans tous les sens : le corps prend les attitudes les plus diverses, se courbe, se tord, se penche, se relève, sans qu'il y ait une minute de repit. La main placée sur les pectoraux et sur les muscles dorsaux sent très bien leurs contractions incessantes. Le diaphragme est sous l'empire de la même lésion, il en résulte un hoquet convulsif et un dégagement de gaz presque continuels. L'agitation musculaire a lieu même pendant le sommeil, qui est bon. L'intelligence est nette, les fonctions de la vie organique parfaites. Ce malade a été présenté à plusieurs médecins de l'hôpital Saint-

Louis comme un curieux spécimen des nevroses de la motilité. A Ussat il est l'étonnement de tous les baigneurs, qu'il fatigue du bruit continuel de ses éructations.

Dirigé d'abord sur les bains d'Ax, ce malade vit sa position s'aggraver sous l'influence de ses eaux, et il lui fut conseillé de venir à Ussat. Après 45 bains à très basse température et les douches promenées le long du rachis, voici l'état du malade à son départ d'Ussat : le hoquet, les éructations ont cessé, les muscles du cou ne sont plus soustraits à l'empire de la volonté, et la tête n'est plus agitée. Pendant le sommeil tous les muscles sont dans le relâchement ; pendant la veille les muscles du tronc sont encore légèrement agités, mais ce n'est que par instants, et il y a de longues heures d'une rémission complète.

L'amélioration est si grande que le malade, heureux de son état actuel, se promet bien de revenir à la saison prochaine.

Je dois ajouter que les antispasmodiques les plus variés, les bains de rivière et des révulsifs énergiques, le long de la colonne vertébrale, avaient été essayés vainement.

14ᵉ OBSERVATION. — *Convulsions musculaires.*

Monsieur...., 40 ans, du Tarn : fonctions de la vie organique intactes, teint coloré, embonpoint, intelligence nette.

Depuis 18 mois, agitation convulsive des muscles du tronc et du cou, contractions plus fortes des muscles de la poitrine. Le malade marche le corps courbé en avant ; sa tête s'agite dans tous les sens ; pour la fixer le malade place un bâton en travers, sur la partie postérieure du cou, et le maintient par la flexion de l'avant-bras sur les bras, en élevant ces derniers. La face grimace, les paupières clignotent continuellement ; la parole est aigue et saccadée.

Les antiphlogistiques, les antispasmodiques, et les préparations ferrugineuses ont été employés sans succès.

Après 40 bains la tête est solide et légèrement penchée sur l'épaule droite, la face ne grimace plus, nul clignotement des paupières, la parole n'a pas repris son timbre normal; les muscles du tronc ont encore de légers mouvements convulsifs, mais le buste est plus relevé.

Il y a donc notable amélioration, qui peut se continuer par l'effet consécutif des bains. Le découragement du malade a disparu, et il espère qu'une seconde saison le débarrassera de sa maladie.

15ᵉ OBSERVATION. — *Névralgie sciatique avec atrophie musculaire consécutive.*

Madame B...., du Gers, âgée de 45 ans, souffrait depuis six ans de douleurs vagues, erratives, dans tout le membre pelvien droit. Dans le mois de janvier 1857, ces douleurs revêtent une extrême gravité que conjurèrent difficilement les antiphlogistiques, les révulsifs et les liniments narcotiques. Cette dame resta alitée 3 mois, et ne se releva que pour marcher péniblement avec des béquilles.

A son arrivée à Ussat, au mois de juillet 1857, elle marchait avec une extrême difficulté, s'appuyant des deux mains sur un bâton pour pouvoir soulever le membre malade, ce dernier est amaigri, les muscles sont atrophiés, contractés; la jambe est un peu fléchie, et l'extension complète est impossible. Douleurs vives la nuit; dans le jour engourdissement du membre.

Bains chauds; au 10ᵉ amélioration manifeste : au 35ᵉ la malade marche redressée sans le secours d'une canne, n'éprouve aucune souffrance, boite à peine. Les mouvements de flexion et d'extension ont repris toute leur étendue.

En juillet 1858 cette dame revient à Ussat. La guérison ne s'est pas démentie, le membre a repris son volume, et ne conserve qu'un peu de faiblesse qui disparait par une nouvelle série de bains.

16ᵉ OBSERVATION. — *Atrophie musculaire.*

Mademoiselle A. C...., âgée de 14 ans, d'une constitution faible, perdit à l'âge de 5 ans la faculté de marcher. Depuis 9

ans elle a du se servir de béquilles ; le buste est assez bien déve-
loppé, mais les deux membres pelviens sont grêles, amaigris,
atrophiés ; les os ont conservé leur rectitude normale, il n'y a
pas de déformation du squelette. Trois saisons successives aux
bains sulfureux n'ont apporté aucune modification dans son état.
Elle arriva à ussat en 1857. Cette enfant prit 30 bains à 35° centigrades : dès le 20ᵉ bain l'amélioration fut sensible ; elle ap-
puyait plus fortement ses pieds dans la progression. Deux mois
après qu'elle eût quitté Ussat, elle marcha sans béquilles. Cette
enfant revenue en 1858 marche librement, les membres inférieurs se sont développés, tout l'organisme, en un mot, s'est
transformé.

17ᵉ OBSERVATION. — Surdité.

Monsieur A.... S...., avocat espagnol, sourd depuis dix ans,
a essayé divers traitements sans résultat.

Au mois d'août 1858 ce malade arrive à Ussat ; ni le récit du
malade, ni l'exploration du conduit auditif ne peuvent expliquer la nature de sa surdité. Je lui prescris deux bains par jour
à basse température, et une douche à jet modéré sur le pavillon
des oreilles.

Après 30 bains et 15 douches le malade quitte Ussat sans amélioration apparente ; mais je reçus de lui, 20 jours plus tard, la
lettre suivante, que je traduis littéralement.

« Veuillez recevoir encore mes remerciments, de tous les
« soins complaisants que vous m'avez donnés et des bons
« conseils que je reçus de vous à mon départ.

« Votre prédiction s'est accomplie d'une manière admirable ;
« à Foix déjà je ressentis une légère perception des sons. Pen-
« dant le court séjour que je fis à Toulouse, l'amélioration fut
« en augmentant, et quinze jours étaient à peine écoulés que
« j'eus recouvré entièrement l'ouïe. Jugez de mon bonheur de
« retrouver, après dix ans, un sens dont la privation rendait ma
« vie misérable.

« Je vous réitère l'expression de toute ma reconnaissance, et
« suis à vos ordres, etc. »

Y avait-il ici paralysie du nerf acoustique ? une lésion du
tympan? Peut-on attribuer la guérison à la vive stimulation pro-
duite par les douches locales ? Ce sont des questions que je me
pose sans avoir la prétention de les résoudre.

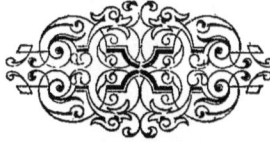

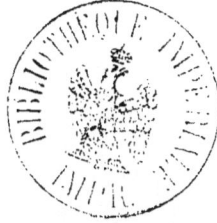

www.ingramcontent.com/pod-product-compliance
Lightning Source LLC
Chambersburg PA
CBHW060506210326
41520CB00015B/4115

9 7 8 2 0 1 1 2 8 2 7 5 0